Freidora De Aire

Una impresionante colección de recetas mediterráneas tradicionales y contemporáneas adecuadas para cualquier marca de freidora

Teofilo de-Los-Santos

TABLA DE CONTENIDOS

Introducción 1

Hay Nueve Beneficios Y Formas De Incorporar El Brócoli En Su Dieta Diaria. 3

Ñoquis Con Patata Y Quesos 7

Qué Evitar Hacer Para Degradar La Freidora De Aire Y Qué Hacer Para Optimizar Su Rendimiento. 9

Tocino Y Patatas Dulces 16

Alitas De Pollo Crujientes 18

Receta De Pollo Marroquí A La Parrilla 20

Muffins De Desayuno Con Coco 22

Salchicha Ahumada Desayuno 24

Arroz, Frijoles Negros Y Queso Al Horno 26

Pastel De Nuez De Plátano 29

Champiñones Fritos Con Hierbas Y Ajo 31

Huevos Revueltos Fáciles 33

Pollo Al Limón Y Ajo 34

Packs De Desayuno Rellenos De Queso Y Jamón 35

Tarta A Base De Brócoli Y Ricotta Con Sabor Salado. 38

Pavo Asado Con Salvia Y Tomillo 41

Hamburguesas De Verduras............................42

Rosquillas De Cuajada......................................45

Nuggets De Brócoli Y Queso Cheddar...........47

Costillas De Cerdo Estilo Campestre Con Pepitas De Brócoli Y Queso Cheddar 49

Al Oeste Del Mississippi, Puedes Encontrar Torta De Mudo 51

Cupcakes De Fresa De Aéreoyer Con Glaseado De Fresa...54

Albahaca Y Tomates Cherry Con Aceitunas 57

Ensalada Rostizada 59

Pollo En Freidora De Aire................................61

Frittata De Tomate Asado................................63

Pan Horneado Con Airfryer Que Contiene Queso Camembert. 64

Sándwich De Albóndigas..................................66

Samosas De Pollo 68

Mini Tazas De Quiche 70

Gachas De Coco 73

Gachas De Semillas Keto 75

Porción De Costillas De Cerdo Fritas Al Estilo Chino
.... 77

Aguacate Frito 80

Introducción

Numerosos estudios demuestran que los carbohidratos son altamente adictivos y una causa importante de obesidad. Los carbohidratos son los componentes principales de la mayoría de los deliciosos alimentos que estamos acostumbrados a comer y un ingrediente común en muchos de los alimentos listos para comer que se venden en los supermercados. En otras palabras, comer carbohidratos es simple en nuestra sociedad.

Entre todas las dietas, la dieta cetogénica es quizás una de las más de moda en la actualidad. Se basa en estudios de vanguardia que demuestran que para perder grasa y vivir saludablemente es necesario reducir los carbohidratos.

Nuestra sociedad está acostumbrada a comer cereales, azúcar y harina a diario. Los carbohidratos son normalmente el macronutriente más alto que consumimos en nuestra comida.

En este libro, le presentaremos la dieta cetogénica y le presentaremos una lista completa de recetas con las que seguramente estará encantado de hacer dieta mientras experimenta mucho placer con nuestras recetas cuidadosamente seleccionadas.

Hay Nueve Beneficios Y Formas De Incorporar El Brócoli En Su Dieta Diaria.

2 . Las ensaladas se conocen generalmente como lechuga, tomate y pepino. Puede agregar algunas flores de brócoli a este tipo de ensalada. Arroz cocido, papas y camarones Las ensaladas de brócoli con flores se ven deliciosas. Puedes agregar floretes cocidos o crudos según la textura que más te guste. Cocine las flores suavemente para mantenerlas frescas y evitar daños cuando se mezclan en una ensalada.

-
2. Como ingrediente principal de la receta, una ensalada de brócoli es fácil de hacer. Puedes usarlo crudo o vaporizarlo suavemente. Usted determina qué agregar a la ensalada vistiendo las ensaladas que usa. Trate de

ser divertido con su elección de alimentos. Se pueden añadir trocitos de tomate o nueces. La mitad de la batalla para hacer que la comida sepa bien es una apariencia atractiva.

-

En apariencia, los brotes de brócoli son un excelente sustituto de los brotes de alfalfa. Estos diminutos greens jóvenes son algo sentimentales. Complementan bien las galletas o los sándwiches de tahini marrón. Trate de sustituir los brotes por floretes de brócoli para crear un cabello salvaje para su hijo.

-

La aplicación de luminosas flores de brócoli verde realza las tortillas y las quiches de huevo. Puede que tengas que vaporizarlos un poco para flores más suaves. Debido a que los huevos y los productos lácteos no contienen fibra, el brócoli no solo agrega color sino también proteína a la comida.

-

Independientemente de la base de la sopa, el brócoli se puede agregar a la mayoría de las sopas mixtas de vegetales, incluido el borscht. Puede cortarse en trozos pequeños, incorporarse a salsas cremosas o dejarse en trozos más grandes para decorar. La próxima vez que prepare sopa de pollo casera, agregue algunas hermosas flores verdes y aprecie las variaciones de color.

-

6. El brócoli realmente puede mejorar una comida como guarnición. Puede servir una rebanada de queso, una salsa de crema o un abundante aceite de oliva con condimentos y hierbas.

-

7. Hay muchas maneras de mezclar brócoli en salsa, pesto y saltear con la

carne. Córtalo en trozos finos y añádelo a tu pesto o salsa. Las flores grandes de brócoli pueden cambiar la apariencia de un salteado. Cuando el batidor esté casi listo, añade unas flores grandes.

-

El brócoli también es un excelente refrigerio. Si no tienes pensado incorporar el brócoli en tus comidas principales, podrías comerlo como un snack súper saludable. Cortar el brócoli en tiras largas simplifica la preparación. Considere incorporar mantequilla de almendras en un refrigerio saludable. Los niños disfrutan sumergiendo las tiras en la mantequilla de nuez.

Ñoquis Con Patata Y Quesos

8 2
Ingredientes

- 100 g queso brie
- 100 g queso parmesano
- 400 g tomatitos cherry
- Hojas albahaca
- Sal
- 1500 g gnocchi de patata
- Salsa 8 quesos:
- 400 ml nata
- 2 00 g queso mascarpone
- 100 g queso gorgonzola

Preparación:

1. Hervir los ñoquis durante un minuto en agua con sal, luego escurrir.

2. Calienta la nata, el queso mascarpone, el queso Gorgonzola sin piel y picado, el queso Brie sin piel y picado y el queso parmesano rallado a fuego lento hasta que se forme una salsa. Si es necesario, sazone con sal.
3. Llevar a ebullición los ñoquis y los cuartos de tomate en la salsa.
4. Freír las hojas de albahaca en abundante aceite sin que se doren.
5. Los ñoquis se deben adornar con las hojas de albahaca fritas.

Qué Evitar Hacer Para Degradar La Freidora De Aire Y Qué Hacer Para Optimizar Su Rendimiento.

Para ayudarte a aprovechar al máximo la funcionalidad de este maravilloso electrodoméstico y evitar que realices acciones que puedan deteriorarlo, te daré algunos consejos. Estás preparado? Empecemos.

Para lograr una cocción uniforme, no apile alimentos en la canasta; en su lugar, evite llenarlo en exceso. Si debe cocinar una gran cantidad de elementos, es mejor hacerlo gradualmente; ¡No te preocupes, no tardará mucho!

•Antes de cada uso, precaliente la freidora durante aproximadamente 36 minutos a 1200 grados Fahrenheit. Dado que esta regla se aplica a todos los alimentos, no siempre encontrará esta instrucción en el libro de recetas. Por ello, recuerda encender la freidora con 36 minutos de antelación.

Para evitar que los alimentos se peguen a la cesta de la freidora, es útil cepillar el aceite directamente sobre los alimentos.

No agregue alimentos que requieran hervir; si es necesario, primero hierva la comida en una olla y luego viértala en la freidora.

- Agitar la cesta: cuando se cocinan ciertos alimentos, es importante agitar la cesta.
- Utilizar aceite de oliva virgen extra
- Para eliminar los malos olores, limpie suavemente con un paño húmedo y limón.
- Si huele a plástico, no tema: es normal.

- Para limpiar la cesta de la freidora: deje que la cesta de la freidora se enfríe durante unos 6 0-8 0 minutos; después, sumérjala en agua caliente y detergente durante unos 20 minutos; elimine cualquier residuo con un paño húmedo.
- La freidora de aire ocupa muy poco espacio, por lo que puede colocarla en cualquier lugar.
- Antes de comprar una freidora de aire, eche un vistazo a todos los modelos disponibles; elija el que se ajuste a sus necesidades.

¿Cómo funciona la freidora de aire?

Antes de hablar de las recetas, tocaremos brevemente el funcionamiento de la freidora de aire, para entender su mecanismo de funcionamiento y aprovechar al máximo sus capacidades.

Lanzada por primera vez al mercado por la compañía Philips Electronics, la freidora de aire, como ya hemos dicho, es un pequeño aparato que, imitando el funcionamiento de un horno de convección normal, permite cocinar platos fritos con un contenido de grasa muy reducido en comparación con la cocina convencional.

El método de cocción de la freidora de aire es posible gracias a su cámara de cocción especial.

Por lo general, en las freidoras o sartenes de aceite, que consisten en calentar el aceite a altas temperaturas para cocinar, el aceite caliente es precisamente el portador que permite la cocción de los alimentos.

En la freidora de aire no es necesario utilizar aceite a altas temperaturas para poder cocinar los alimentos, ya que es el propio aire el que se utiliza como medio de cocción.

El aire calentado se difunde a muy alta velocidad para permitir una cocción uniforme, simulando así el funcionamiento del aceite en la fritura clásica.

En la fritura convencional, los alimentos deben estar completamente sumergidos en aceite que se calienta a alta temperatura. En la fritura al aire, la comida está rodeada por la fuente de calor; como resultado, la comida que se cocina por dentro queda crujiente por fuera y tierna por dentro.

¿La freidora de aire y su funcionamiento?
Cuando se trata de alimentos crujientes, sabrosos y nutritivos, una freidora de aire es difícil de superar. Se puede preparar una comida completa con un solo electrodoméstico de cocina.

La Air Fryer es una máquina de cocina versátil e inteligente con tecnología patentada que utiliza aire supercaliente para cocinar los alimentos. La máquina se calienta en a minuto, el aire caliente circula en la cámara especializada para que la comida se cocine de manera uniforme, utilizando a cantidad limitada de aceite.

Este electrodoméstico de cocina de vanguardia cuenta con tecnología de circulación de aire rápida que permite que el aire caliente se mueva rápidamente a través de los ingredientes de los alimentos para crear los alimentos crujientes que todos anhelamos. Además de producir alimentos deliciosamente crujientes, el proceso utiliza poco aceite, lo que lo convierte en un refrigerio sin culpa.

Elegir freír al aire libre no compromete el sabor. Indica que estas son alternativas más saludables a nuestros alimentos fritos preferidos. Las verduras, por ejemplo, se encuentran entre los alimentos más saludables y nutritivos.

No se puede decir lo mismo de las verduras fritas: están relacionadas con las enfermedades del corazón, la obesidad, la diabetes, el cáncer y otros graves problemas de salud.

Tocino Y Patatas Dulces

- 4 dientes de ajo picados
- ¼ taza de apio, cortado en dados
- 2 cucharada de aceite de oliva
- 1 cucharadita de pimentón
- ½ cucharadita de comino
- 1 cucharadita de cebollino seco
- 6 batatas medianas, cortadas en cubos pequeños
- 1 taza de cebollas blancas picadas
- 6 rebanadas de tocino cocido y desmenuzado
- 1 taza de pimientos verdes picados

1. En un tazón, combine los trozos de batata, la cebolla, el apio, el pimiento verde y el ajo.
2. Espolvorear con comino y pimentón y rociar con aceite de oliva.
3. Revuelva y mezcle bien para lograr una mezcla homogénea.
4. Coloque la mezcla de camote en la canasta de una freidora.
5. Evite sobrellenar la cesta. 1-5 minutos usando la configuración AIR FRY a 250 grados centígrados.
6. Abra la puerta de la freidora y agite suavemente la cesta.
7. Cocine de 5 a 10 minutos adicionales, o hasta que el exterior de las batatas esté crujiente.
8. Antes de servir, esparza el tocino desmenuzado y las cebolletas secas por toda la mezcla.

Alitas De Pollo Crujientes

- 4 cucharaditas de especias berbere
- 2 cucharadita de sal
- 20 alitas de pollo
- 2 cucharada de aceite de coco derretido

1. Rocíe aceite de aguacate en la cesta de la freidora.
2. Precalentar la freidora a 250 grados Celsius.
3. Las alitas de pollo se colocan en un tazón grande.
4. Vierta el aceite sobre ellos, luego voltéelos para cubrirlos por completo.
5. La sal y el berbere se aplican a todos los lados del pollo.
6. Cocine las alitas de pollo en una freidora de aire durante 25 a 30 minutos,

dándoles la vuelta después de 25 a 30 minutos.
7. Después de 25 a 30 minutos, aumente la temperatura a 250C y continúe cocinando durante 10 a 15 minutos más, o hasta que la piel esté dorada y crujiente.

Receta De Pollo Marroquí A La Parrilla

- 4 cucharaditas de pimentón
- 6 cucharadas de yogur natural
- Aceite vegetal
- Sal kosher
- 160 ml de aceite de oliva
- Pan de pita tibio, labneh tomates picados y hojas de menta fresca
- 900 g de muslos de pollo deshuesados y sin piel, cortados en trozos de 2"
- 240 g de perejil fresco de hoja plana finamente picado
- ½ de cucharadita de hojuelas de pimiento rojo triturado
- 10 dientes de ajo, finamente picados
- 4 dientes de ajo, picados
- 4 cucharaditas de comino molido

1. En un procesador de alimentos, procese el ajo, la sal y el aceite hasta que quede cremoso.
2. Agregue el yogur y continúe pulsando hasta emulsionar.
3. Pasar a un bol y reservar en la ref.
4. En un tazón grande, marine el pollo en hojuelas de pimiento rojo, paprika, comino, perejil y ajo.
5. Marinar durante al menos dos horas en la ref.
6. Ensarte el pollo en brochetas y colóquelo en la rejilla para brochetas de la freidora.
7. Durante 15 a 20 minutos, cocine a 200 °C. A la mitad del tiempo de cocción, voltee las brochetas.
8. Sirva y disfrute con el dip a un lado.

Muffins De Desayuno Con Coco

2 taza de harina integral
1 taza de harina de coco
2 taza de leche de coco
4 cucharadas de jarabe de arce
6 huevos
2 cucharadita de vainilla en polvo 2 cucharadita de esencia de coco
2 cucharadita de levadura en polvo
2 taza de azúcar de coco 1 taza de coco rallado

1. Precaliente su freidora de aire a 200 ºF (alrededor de 2 99 °C).
2. Mezcle todos los ingredientes para formar una masa suave.
3. Vierta la masa en moldes para muffins.
4. Coloque en la freidora de aire y cocine por 20 minutos.
5. Sirve y disfruta.

Salchicha Ahumada Desayuno

500 ml de leche

700 g de sémola

8 huevos

sal y pimienta negra

1400 g de salchicha ahumada

900 g de queso cheddar

½ de cucharadita de ajo en polvo

2 1 cucharadita de tomillo

2 000 ml de agua

1. salchicha ahumada picada y dorada, tomillo picado, queso cheddar rallado, huevos batidos.
2. Poner el agua en una olla y llevar a ebullición a fuego medio.
3. Agregue sémola, revuelva y cubra, cocine por 5 a 10 minutos y retire el fuego.
4. Agregue el queso, revuelva hasta que se derrita y mezcle con la leche, el ajo en

polvo, el tomillo, la sal, la pimienta y los huevos y mezcle bien.
5. Caliente su freidora de aire a 200 °C.
6. Rocíe la canasta de la freidora con aceite en aerosol y agregue la salchicha dorada.
7. Agregue la mezcla de sémola, extienda y cocine por 45 a 50 minutos.
8. Sirve y disfruta.

Arroz, Frijoles Negros Y Queso Al Horno

- 120 g de champiñones laminados
- ½ de cucharadita de comino
- 2 1 cucharaditas de aceite de oliva
- 6 cucharadas de arroz integral
- 6 cucharadas de zanahorias ralladas
- pimienta de cayena molida al gusto
- sal al gusto
- 2 mitad de pechuga de pollo deshuesada y sin piel cocida, picada
- 1 (2 2 6 g) de lata de chiles verdes en dados, escurridos
- 1 lata (8 210 g) de frijoles negros, escurridos
- 4 cucharadas y 4 cucharaditas de cebolla picada
- 500 g de queso suizo rallado
- 250 ml de caldo de verduras

- 1 calabacín mediano, en rodajas finas

1. Engrase ligeramente el molde para hornear de la freidora con aceite en aerosol.
2. Agrega el arroz y el caldo.
3. Cubra la sartén con papel aluminio y cocine durante 20 minutos a 200 °C. Baje el fuego a 200 °C y esponje el arroz.
4. Cocine por otros 20 minutos.
5. Déjelo reposar durante 20 minutos y transfiéralo a un tazón y déjelo a un lado.
6. Agregue aceite a la misma bandeja para hornear.
7. Agregue la cebolla y cocine por 5 a 10 minutos a 200 °C.
8. Agregue los champiñones, el pollo y el calabacín.
9. Mezcle bien y cocine por 5 a 10 minutos.

10. Agregue la pimienta de cayena, la sal y el comino.
11. Mezcle bien y cocine por otros 1 a 5 minutos.
12. Agregue la mitad del queso suizo, las zanahorias, los chiles, los frijoles y el arroz.
13. Revuelva bien para mezclar. Distribuya uniformemente en la sartén. Cubra con el queso restante.
14. Cubra la sartén con papel aluminio.
15. Cocine durante 25 a 30 minutos a 200 °C y luego retire el papel aluminio y cocine durante otros 15 a 20 minutos o hasta que la parte superior esté ligeramente dorada.
16. Sirve y disfruta.

Pastel De Nuez De Plátano

1 cucharadita de canela molida
110 g de nata agria entera
110 g de nueces picadas
5 cucharaditas de extracto de plátano
2 cucharadita de extracto de vainilla
4 cucharaditas de levadura en polvo
4 huevos grandes
500 g de harina de almendras blanqueadas finamente molidas
4 cucharadas de linaza dorada molida
100g de mantequilla sin sal; Derretido
250 g de eritritol en polvo

1. Tome un tazón grande, mezcle la harina de almendras, el eritritol, la linaza, el polvo de hornear y la canela.
2. Agregue la mantequilla, el extracto de plátano, el extracto de vainilla y la crema agria.
3. Agregue los huevos a la mezcla y revuelva suavemente hasta que esté completamente combinado.
4. Agregue las nueces.
5. Vierta en un molde para pasteles antiadherente de 12 pulgadas y colóquelo en la canasta de la freidora.
6. Ajuste la temperatura a 200 °C y programe el temporizador durante 45 a 50 minutos.
7. El pastel estará dorado y un palillo insertado en el centro saldrá limpio cuando esté completamente cocido.
8. Deje que se enfríe por completo para evitar que se desmorone.

Champiñones Fritos Con Hierbas Y Ajo

20 champiñones
2 cucharada de eneldo
2 cucharada de aceite de oliva
Pimienta sal
2 cucharada de queso parmesano
1 cucharada de orégano
1 cucharadita de albahaca seca

Direcciones:

1. Retire los tallos de los champiñones, queso parmesano, rallado, eneldo, picado.
2. Agregue los champiñones al tazón y mezcle con aceite, albahaca, orégano, pimienta y sal.
3. Agregue champiñones a la cesta de la freidora.0

4. Cocinar a 200°C durante 12 a 15 minutos.
5. Agregue el eneldo y el queso, mezcle bien y cocine por 10 a 15 minutos más.
6. Sirve y disfruta.

Huevos Revueltos Fáciles

½ de cucharadita de cebolla en polvo
Pimienta sal
8 huevos
2 cucharada de queso parmesano
½ de cucharadita de ajo en polvo

1. Batir los huevos con ajo en polvo, queso parmesano, pimienta, cebolla en polvo y sal.
2. Vierta la mezcla de huevo en la fuente para hornear de la freidora.
3. Coloque el plato en la freidora.
4. Cocinar a 200°C durante 1 a 5 minutos.
5. Revuelva rápidamente y cocine por unos 5 a 10 minutos más.
6. Revuelva bien y sirva y disfrute.

Pollo Al Limón Y Ajo

- ½ taza de aceite de oliva
- 8 pechugas de pollo
- Sal y pimienta al gusto
- Aerosol para cocinar
- 2 cucharadita de condimento italiano
- 2 cucharada de ralladura de limón
- 4 dientes de ajo, picados
- 1 taza de jugo de limón

Método:

1. Rocíe el pollo con aceite.
2. Coloque el pollo en la freidora.
3. Cocine a 450 grados F durante 5 a 10 minutos por lado.
4. Combine los ingredientes restantes en un tazón.
5. Cubra el pollo con la mezcla de jugo de limón.
6. Freír al aire durante otros 5 a 10 minutos.
7. Sirve y disfruta.

Packs De Desayuno Rellenos De Queso Y Jamón

110 g de queso crema, cortado en 8 piezas
4 cucharaditas de pan rallado sazonado
4 cucharaditas de cebollino picado
120 g de mantequilla derretida

8 huevos grandes

1/7 cucharadita de pimienta

1/7 cucharadita de sal

10 hojas de masa filo (2 8 x9 pulgadas)

120 g de queso provolone rallado

120 g de jamón cocido totalmente picado

1. Precalienta la freidora a 200 °C. En una superficie de trabajo, coloque una hoja de masa filo.
2. Frote con mantequilla.
3. Coloque 5 hojas más de masa filo y cepille cada capa.
4. Cubra el filo restante con una toalla húmeda para evitar que se seque.
5. Cortar las láminas en capas transversalmente por la mitad y luego cortar a lo largo por la mitad.
6. Transfiera cada pila a un molde engrasado de 250 ml. Agregue un trozo de queso crema para rellenar cada uno.

7. Rompa suavemente 1-5 huevo en cada taza.
8. Rocíe con pimienta y sal. Cubra con cebollino, pan rallado, queso y jamón.
9. Reúna el filo por encima del relleno. Selle apretando y formando paquetes.
10. Pasar los moldes a la bandeja de la cesta y untarlos con la mantequilla restante.
11. Freír al aire durante 20 a 25 minutos hasta que estén doradas. Servir mientras aún está caliente.

Tarta A Base De Brócoli Y Ricotta Con Sabor Salado.

Ingredientes:

- 2 albúmina
- Aceite de oliva virgen extra
- Salas
- 400 g de brócoli
- 240 g de ricotta
- 100g de queso parmesano

Procedimiento:

1. Limpia y lava el brócoli: retira el envés, si hay hojas que se han estropeado, arráncalas.
2. Sumérjase en agua durante unos 25 a 30 minutos.
3. En una batidora, añada la ricotta y el brócoli, píquelos bien.
4. Colocar dos cuencos pequeños: en el primero, añadir los alimentos recién picados con el queso parmesano y la sal; en el segundo, batir la clara de huevo con el aceite de oliva virgen extra.
5. Combinar los compuestos de los dos cuencos y mezclar bien.
6. Forre la cesta de la freidora de aire con papel de horno y rocíe una cantidad generosa de aceite de oliva virgen extra con un pulverizador.
7. Vierta la mezcla en un bol y añádala a la cesta: cocine a 200° durante unos 20 minutos.

8. Compruebe la cocción, si es necesario continúe hasta que la tarta esté dorada.

Pavo Asado Con Salvia Y Tomillo

2 vaso de vino blanco
800 ml de caldo de pollo
Sal y pimienta al gusto
Aceite de oliva al gusto
1600 g de cuadril de pavo
10 hojas de salvia
8 ramitas de tomillo
2 chalote

Preparación:

1. Pelar y lavar la chalota y cortarla en rodajas.
2. Lavar el tomillo y la salvia.
3. Lavar y secar el pavo y eliminar el exceso de huesos y grasa.
4. Enrollar el pavo en hilo de cocina.
5. Unte una bandeja de horno con aceite de oliva y coloque el pavo dentro.
6. Añadir las chalotas, la salvia y el tomillo.

7. Sazonar con aceite, sal y pimienta y rociar con vino blanco.
8. Coloque la bandeja de horno en la freidora de aire 5-10 y hornee a 250°C durante 20 minutos.
9. Después de 20 minutos, dar la vuelta al pavo y añadir el caldo.
10. Cocer durante 25 a 30 minutos más.
11. Cuando esté cocido, saque el pavo de la freidora de aire y déjelo reposar un par de minutos.
12. Coloque el pavo en una tabla de cortar y retire el hilo de cocina.
13. Cortar el cuadril de pavo en rodajas y colocarlo en los platos de servicio.
14. Rociar con el jugo de la cocción y servir.

Hamburguesas De Verduras.

Ingredientes:

½ de taza de cebolla amarilla pelada y picada
2 diente de ajo, pelado y finamente picado
1 cucharadita de sal
½ cucharadita de pimienta negra molida.
16 oz de champiñones cremini
4 yemas de huevo grandes
1 calabacín mediano, recortado y picado

Direcciones:

1. Colocar todos los ingredientes en un procesador de alimentos y pulsar veinte veces hasta que estén finamente picados y combinados.
2. Separe la mezcla en cuatro secciones iguales y presione cada una en forma de hamburguesa; coloque las

hamburguesas en una cesta de freidora de aire sin engrasar.
3. Ajustar la temperatura a 350 ºF y freír al aire durante 15 a 20 minutos, girando las hamburguesas a mitad de la cocción.
4. Las hamburguesas estarán doradas y firmes cuando estén hechas.
5. Colocar las hamburguesas en un plato grande y dejar que se enfríen durante 5-10 minutos antes de servirlas.

Rosquillas De Cuajada

Ingredientes:
- 4 tazas de harina
- 2 cucharadita de refresco una pizca de sal
- sémola
- aceite vegetal (freír)
- 1200 gramos de requesón
- 2 taza de azúcar
- 8 huevos
- 2 paquete de azúcar de vainilla

Preparación:

1. Requesón agregar sal (una pizca de sal), agregar azúcar (+vainilla) y
2. huevos, mezclar bien.

3. Agregue la soda (si el requesón es ácido, no es necesario
4. extinguir la soda, si no es agria, para extinguir con vinagre) y harina,
5. mezclar la masa.
6. (Debe ser suave)
7. De la prueba, formamos bolas
8. desmenuzar en la sémola y
9. cocine hasta que esté listo en freír.

Nuggets De Brócoli Y Queso Cheddar

- ½ taza de harina de almendras
- 4 claras de huevo
- 1/7 cucharadita de sal
- 4 tazas de floretes de brócoli
- 2 taza de queso cheddar

1. Floretes de brócoli, cocidos hasta que estén tiernos.
2. Queso cheddar, rallado.
3. Precaliente la freidora a 350 °F.
4. Rocíe la canasta de la freidora con aceite en aerosol.
5. Agregue el brócoli cocido en el recipiente y, con un machacador, triture el brócoli en trozos pequeños.
6. Agregue los ingredientes restantes al tazón y mezcle bien para combinar.

7. Haga pepitas pequeñas con la mezcla de brócoli y colóquelas en la cesta de la freidora.
8. Cocine las pepitas de brócoli durante 25 a 30 minutos.
9. Dar la vuelta a la mitad.
10. Sirve y disfruta.

Costillas De Cerdo Estilo Campestre Con Pepitas De Brócoli Y Queso Cheddar

Ingredientes:

1 cucharadita de tomillo
1 cucharadita de ajo en polvo
2 cucharadita de mejorana seca
Pizca de sal
24 costillas de cerdo al estilo rural, recortadas del exceso de grasa
4 cucharadas de maicena
4 cucharadas de aceite de oliva
2 cucharadita de mostaza seca
Pimienta negra recién molida, al gusto

Direcciones:

1. Colocar las costillas en una superficie de trabajo limpia.
2. En un bol pequeño, combine la maicena, el aceite de oliva, la mostaza, el tomillo, el ajo en polvo, la mejorana, la sal y la pimienta, y frote las costillas.
3. Colocar las costillas en la cesta de la freidora y asarlas a 4500ºF (208 ºC) durante 20 minutos.
4. Con cuidado, dar la vuelta a las costillas con unas pinzas y asarlas de 25 a 30 minutos o hasta que estén crujientes y registren una temperatura interna de al menos 200ºF (66ºC).

Al Oeste Del Mississippi, Puedes Encontrar Torta De Mudo

2 taza de nueces picadas
2 frascos de crema de malvavisco
14 onzas
2 azúcar en polvo
1/2 taza de cacao
1 taza de mantequilla ablandada
2 cucharadita de vainilla 4 taza de azúcar
2 taza de mantequilla
2 1 taza de harina
8 huevos grandes
2 cucharadita de vainilla
6 cucharada de cacao
1/2 de cucharadita de sal
2 taza de coco rallado

1. En un tazón grande, mezcle la mantequilla y el azúcar.
2. Agrega la harina y los huevos y bate 2 minuto.
3. Agregue vainilla, cacao, sal, coco y nueces picadas.
4. Batir 1-5 minutos más.
5. Vierta en un molde para pasteles de 9x2 6 pulgadas ligeramente engrasado.
6. Hornee a 200 ° C grados durante 80 minutos.
7. Unte el frasco de crema de malvavisco sobre el pastel mientras está caliente.
8. Espolvoree con nueces picadas más gruesas, si lo desea
9. . Deja enfriar la escarcha. HELADO:
10. Mezcle el glaseado con suficiente agua caliente para mezclar bien.
11. Extienda la mezcla de glaseado sobre el pastel. Espolvoree la parte superior con más nueces, si lo desea. Si se mantiene refrigerado, el bizcocho será

como un dulce de azúcar o muy húmedo cuando se mantenga a temperatura ambiente.

12. Para darle un toque extra, coloque una pieza refrigerada en la parte superior del microondas con una bola de helado de vainilla.

Cupcakes De Fresa De Aéreoyer Con Glaseado De Fresa

Ingredientes:

- 200 g de azúcar glas
- 1 cucharadita de colorante alimentario rosa
- 2 cucharada de crema batida
- ½ taza de fresas frescas (mezcladas)
- 2 00 g de mantequilla
- 2 00 g de azúcar en polvo
- huevos medianos
- 200g de Harina con Levadura
- 1 Cucharadita Esencia Vainilla
- 100Mantequilla

Método:

1. Precaliente la freidora de aire a 2 70c.
2. Mientras se calienta, bata la mantequilla y el azúcar en un tazón grande para mezclar.
3. Haga esto hasta que la mezcla esté ligera y esponjosa.
4. Agregar la esencia de vainilla y batir los huevos uno por uno.
5. Después de agregar cada huevo agregar un poco de la harina.
6. Agregue suavemente el resto de la harina.
7. Añádelos a los moldes para bollos pequeños para que estén llenos al 85%.
8. Colóquelos en la freidora y luego cocine durante 15 a 20 minutos a 200c.
9. Mientras se cocinan los cupcakes hacemos la cobertura.
10. Batir la mantequilla y agregar poco a poco el azúcar glas hasta tener una mezcla cremosa.

11. Agregue el colorante para alimentos, la crema batida y las fresas licuadas y mezcle bien.
12. Una vez que los cupcakes estén cocidos, con una manga pastelera, agregue la cobertura con movimientos circulares para que tenga ese hermoso aspecto de cupcake.

Albahaca Y Tomates Cherry Con Aceitunas

2 cucharada de albahaca fresca, picada
2 cucharada de orégano fresco, picado
4 cucharadas de aceite de oliva
1 cucharadita de sal
4 tazas de tomates cherry
8 dientes de ajo, picados toscamente
1 cebolla roja, picada en trozos grandes
2 taza de aceitunas negras
2 taza de aceitunas verdes

1. Precaliente la freidora a 3500ºF (2 96 ºC).
2. En un tazón grande, combine todos los ingredientes y mezcle para que los tomates y las aceitunas estén bien cubiertos con el aceite de oliva y las hierbas.

3. Vierta la mezcla en la canasta de la freidora y ase por 15 a 20 minutos.
4. Revuelva bien la mezcla, luego continúe asando durante 15 a 20 minutos más.
5. Retire de la freidora, transfiéralo a un tazón para servir y disfrute.

Ensalada Rostizada

Ingredientes:

- -1 taza tomates cherry
- -2 chorro aceite de oliva o 2 cda de mantequilla
- -al gusto Sal,
- -al gusto Pimienta negra molida
- 4 raciones
- -2 pimiento verde
- -1 brócoli, los floretes
- -2 /6 cebolla blanca o morada (nos da más color)

Instrucciones:

1. Cortar el pimiento en trozos medios, cortar la cebolla en rodajas y ponerla en la cesta con el brócoli.
2. Agrega un poco de aceite de oliva o mantequilla, sal y pimienta al gusto.
3. Lo llevamos a la freidora y lo horneamos durante 15 a 20 minutos.
4. Tiempo suficiente para que se cocinen pero muy duros.
5. Damos la vuelta a las verduras y le añadimos los tomates.
6. Cocinemos por otros 5 a 10 minutos. Y listo.
7. Aquí lo usé como decoración para unas chuletas de cordero y tuvo mucho éxito.

Pollo En Freidora De Aire

Ingredientes:

- pimienta
- ajo
- albahaca
- perejil
- 2 raciones
- 8 presas pollo
- al gusto Tomillo
- al gusto laurel

Instrucciones:

1. -Limitamos la piel del pollo y lo marinamos con especias
2. -Ponemos la freidora a una temperatura de 400 grados centígrados.
3. Dependiendo de cómo te guste el pollo, el tiempo es de 80 a 90 minutos.
4. Me gusta que esté crujiente afuera, así que lo pongo por 90 a 100 minutos

5. -Debe verificar el rollover cada 35 a 40 minutos

Frittata De Tomate Asado

1/2 taza de tomate
2 taza de claras de huevo
Pimienta y sal
4 cucharadas de leche de almendras
1/2 taza de pimiento asado

1. Pimiento asado, tomate, en rodajas.
2. Primero, bate los huevos en un bol con leche, pimienta y sal.
3. Luego agregue los tomates y el pimiento asado, y revuelva bien.
4. Vierta la mezcla de huevo en la bandeja para hornear de la freidora.
5. Coloque la bandeja para hornear en la freidora.
6. Cocine a 350 F durante unos 5 a 10 minutos.
7. Sirve y disfruta.

Pan Horneado Con Airfryer Que Contiene Queso Camembert.

Ingredientes

Ingredientes

- 2 cucharadavinagre
- 900 mlagua tibia
- 2 pizca de azucar
- 4 cucharaditas sal
- 2 cucharadaRomero
- queso Camembert
- 1200g Harina de trigo (tipo 8 010)
- 2 paquete
- levadura seca
- 4 cucharaditas de semillas de hinojo
- 2 cucharadamiel

Preparación

1. Mezcle la levadura, la sal, la miel y el agua tibia.
2. Agregue vinagre, hinojo y romero y mezcle.
3. Finalmente, agregue la harina y mezcle bien.
4. Deje reposar la masa durante una hora.
5. Poner la masa en la sartén y colocar el Camembert en el medio, y presionar un poco.
6. Cubre el queso por completo con el resto de la masa para que ya no sea visible.
7. Espolvoreamos un poco de romero para la corteza como decoración.
8. Ponga el pan en la freidora a 400 ° C durante 60 a 70 minutos.
9. Sirve inmediatamente cuando esté listo para que el queso también sea líquido.

Sándwich De Albóndigas

2 cucharada de pan rallado
4 cucharadas de queso cheddar rallado
2 cucharada de orégano picado
Sal y pimienta negra al gusto
2 cucharadita de tomillo seco
2 cucharadita de albahaca seca
4 tazas de carne molida
4 baguettes, cortados a la mitad
2 cucharada de aceite de oliva
2 taza de salsa de tomate
2 cebolla mediana (picada)
4 huevos (batidos)

Instrucciones:

1. En un tazón, combine la carne, la sal, la pimienta, la cebolla, el pan rallado, el huevo, el queso, el orégano, el tomillo y la albahaca.
2. Forme albóndigas medianas y colóquelas en una freidora engrasada con aceite.

3. Hornee por 20 a 25 minutos a 350 °F, volteando a la mitad.
4. Agregue la salsa de tomate, cocine las albóndigas a fuego lento durante otros 20 minutos y sírvalas en rebanadas de baguette. ¡Disfrutar!

Samosas De Pollo

- 1 taza de zanahorias cocidas
- 1 taza de queso crema
- ½ de cucharadita de pimienta negra
- 1 cucharadita de chile en polvo
- 2 cucharadita de aceite de oliva
- 2 huevo batido
- 8 láminas de masa de pastelería sin gluten o baja en carbohidratos o masa para pastel cortada en cuadrados
- 1 taza de papas cocidas, cortadas en trozos pequeños
- 1 taza de guisantes cocidos
- 1 taza de pollo cocido

1. Precaliente su freidora de aire a 350 ºF (alrededor de 2 99 °C).
2. Combine el pollo con los guisantes, las papas, las zanahorias y el queso crema junto con todas las especias y el aceite de oliva en un tazón grande para mezclar.
3. Vierta la mezcla en cada uno de los pasteles.
4. Pintar los bordes de los hojaldres con el huevo batido.
5. Pellizque los huevos para formar samosas.
6. Cocine en la freidora durante 50 a 60 minutos.
7. Sirva como aperitivo o con una ensalada como plato principal.

Mini Tazas De Quiche

- ¼ taza de leche
- 6 huevos
- Spray para cocinar
- Equipamiento especial:
- 40 moldes para muffins de aluminio
- 8 onzas de queso Cheddar fuerte, rallado
- 8 onzas de salchicha de cerdo molida

Método:

1. Precaliente el horno de la freidora a 350 grados F (unos 2 99 ºC). Rocíe la bandeja perforada en el horno de la freidora con aceite en aerosol.
2. Divida la salchicha en 5 a 10 porciones y forme una empanada delgada con cada una.

3. Coloque las hamburguesas en la fuente perforada del horno de la freidora y fríalas al aire durante 10 a 15 minutos.
4. Mientras se cocina la salchicha, prepare la mezcla de huevo.
5. Combine los huevos y la leche en un tazón grande y bata hasta que estén bien mezclados.
6. Dejar de lado.
7. Cuando la salchicha se haya cocinado por completo, retire las hamburguesas de la fuente perforada, escúrralas bien y use un tenedor para desmenuzar la carne en trozos pequeños.
8. Doble los vasos de aluminio en 20 juegos. Retire los revestimientos de papel de los moldes para muffins superiores y rocíe los moldes de aluminio ligeramente con aceite en aerosol.
9. Divida la salchicha desmenuzada entre los 20 juegos de moldes para panecillos.

10. Cubra cada uno con queso rallado, dividido en partes iguales entre las tazas.
11. Coloque 5 a 10 tazas en la fuente perforada del horno de la freidora.
12. Vierta la mezcla de huevo en cada taza, llenando hasta que cada taza esté al menos ¼ llena.
13. Hornee durante 10 a 15 minutos y pruebe si está listo.
14. Un cuchillo insertado en el centro no debe tener ningún huevo crudo cuando se retira.
15. Repita los pasos 10 a 15 para los quiches restantes.

Gachas De Coco

- 2 cucharadita de canela molida
- 2 cucharadita de mantequilla
- ½ de cucharadita de sal
- 2 taza de leche de coco
- 4 cucharadas de nueces, trituradas
- 6 cucharadas de hojuelas de coco
- 6 cucharadas de moras
- 10 cucharadas de semillas de chía

1. Vierta la leche de coco en la bandeja de la cesta de la freidora.
2. Agregue sal, semillas de chía, hojuelas de coco, canela molida y mantequilla.
3. Nueces y agréguelas también a la bandeja de la cesta de la freidora.
4. Luego espolvorea la mezcla con sal.
5. Triture las moras con la ayuda de un tenedor y agréguelas también a la bandeja de la cesta de la freidora.
6. Cocine la papilla a 350 grados F (2 92 ° C) durante 10 a 15 minutos.
7. Retire la canasta de la freidora de aire y déjela reposar durante 5 a 10 minutos para que descanse.
8. A continuación, remover la papilla con cuidado con la ayuda de una cuchara de madera.
9. Sirve y disfruta.

Gachas De Semillas Keto

- ½ de cucharadita de nuez moscada
- ½ de cucharadita de sal
- 2 huevo
- 6 cucharadas de semillas de sésamo
- 6 cucharadas de semillas de chía
- 2 cucharada de mantequilla
- ¼ taza de crema espesa

Método:

1. Coloque la mantequilla en la bandeja de la cesta de la freidora.
2. Agregue las semillas de chía, la crema espesa, las semillas de sésamo, la sal y la nuez moscada.
3. . Revuelva suavemente;
4. Luego bate el huevo en la taza y bátelo con el tenedor.
5. Agregue también el huevo batido a la bandeja de la cesta de la freidora.

6. Remueve la mezcla con la ayuda de una espátula de madera.
7. Precaliente la freidora de aire a 6 100 grados F (150° C).
8. Coloque la bandeja de la canasta de la freidora en la freidora.
9. Cocine la papilla durante 20
10. Revuelva 1-5 veces durante la cocción.
11. Luego retire la papilla de la bandeja de la cesta de la freidora inmediatamente.

Porción De Costillas De Cerdo Fritas Al Estilo Chino

2 cucharada. vino Shaoxing

2 cucharada. salsa de soja oscura

2 cucharada. néctar de agave o miel

500 g de costillas de cerdo cortadas en trozos pequeños
2 cucharada. aceite de sésamo

2 cucharadita ajo picado

2 cucharadita jengibre picado

2 cucharada. pasta de frijol negro fermentado

1. En un tazón grande, mezcle todos los ingredientes para la marinada.
2. Agregue las costillas de cerdo y mezcle bien.
3. Deje marinar las costillas durante un máximo de 50 a 60 minutos o hasta 8 horas.
4. Cuando esté listo para cocinar las costillas, retire las costillas de la marinada y agréguelas a la cesta de la freidora.
5. Configure la freidora a 350 durante 16 minutos.
6. Verifique para asegurarse de que las costillas tengan una temperatura de 200 F antes de servir.

Aguacate Frito

1 cdta de pimienta negra molida

½ cdta de sal.

Aceite en aerosol

2 cdta de agua.

2 aguacate maduro, pelado y sin semilla. Cortado en rodajas

1 taza de pan rallado.

2 huevo.

½ taza de harina todo uso

Preparación

1. Antes de preparar las rodajas de aguacate, precalienta la freidora.
2. En un recipiente agrega la sal, la harina y la pimienta.
3. Remueve bien hasta unir los ingredientes.
4. En un recipiente aparte agrega el agua y el huevo, bátelos bien.
5. Coloca el pan rallado en otro tazón.
6. Pasa las rodajas de aguacate por harina, retira el exceso.
7. Luego sumérgelo en el huevo, deja caer el exceso.
8. Cúbrelos con pan rallado, asegúrate que queden bien rebosados.
9. Coloca el aguacate rebosado en un plato y realiza el mismo procedimiento a todas las rodajas
10. Impregna las rodajas rebosadas con el aceite en aerosol.

11. Luego colócalas en el recipiente de la freidora por 5 a 10 minutos.
12. Al cumplirse este tiempo, abre el recipiente y da vuelta a las rodajas de aguacate.
13. Cocina hasta que estén doradas, y se cumpla el tiempo programado para freírlas.

www.ingramcontent.com/pod-product-compliance
Lightning Source LLC
LaVergne TN
LVHW011736060526
838200LV00051B/3195